DE LA

FRIGIDITÉ

CHEZ L'HOMME

OU

DE L'AFFAIBLISSEMENT PRÉMATURÉ
AU POINT DE VUE DES CAUSES ET DU TRAITEMENT

PAR

LE DOCTEUR
BARTOLOME FERRER
Médecin américain
Docteur en médecine des Facultés de Paris
et de la Nouvelle-Orléans

PRIX : 1 FRANC

PARIS
LIBRAIRIE INTERNATIONALE
A. LACROIX, VERBOECKHOVEN ET Cie, ÉDITEURS
13, Faubourg Montmartre et boulevard Montmartre, 15
ET CHEZ L'AUTEUR, 83, RUE NEUVE-DES-PETITS-CHAMPS

1871

DE LA

FRIGIDITÉ

CHEZ L'HOMME

OU

DE L'AFFAIBLISSEMENT PRÉMATURÉ AU POINT DE VUE
DES CAUSES ET DU TRAITEMENT

PAR

LE DOCTEUR

BARTHOLOMÉ FEBRER

Médecin Américain
Docteur en Médecine des Facultés de Paris
et de la Nouvelle-Orléans

Prix : 1 franc

PARIS

LIBRAIRIE INTERNATIONALE

A. LACROIX, VERBROECKHOVEN ET Cie, ÉDITEURS

15, Faubourg Montmartre et boulevard Montmartre, 15

ET CHEZ L'AUTEUR, 83, RUE NEUVE-DES-PETITS-CHAMPS

PARIS. — IMPRIMERIE AUG. VALLÉE
16, Rue du Croissant

Depuis le commencement du siècle, la médecine est descendue de son piédestal de pédantisme qui la rendait inabordable aux gens du monde.

La voie de vulgarisation ouverte dans toutes les branches de la science a mis le public au courant des questions qu'il lui importe le plus de connaître en hygiène et en médecine.

Convaincu que le moyen le plus efficace à opposer à l'extension des maladies consiste à mettre tout le monde à même de connaître les causes de ces maladies et la valeur du traitement que le médecin spécialiste préconise, j'ai écrit ce petit livre sous la forme la plus simple et à la fois la plus saisissante, sans prétentions scientifiques.

Il s'adresse uniquement à ceux qui désirent une direction au traitement dont ils ont besoin.

DE LA

FRIDIGITÉ

CHEZ L'HOMME

Ce n'est point flatteur pour l'orgueil de la race humaine, mais la science inflexible n'a point de concessions à faire, et le naturaliste qui classe l'homme parmi les animaux, s'il lui permet de tenir le premier rang dans cette série d'êtres organisés et animés, ne lui en inflige pas moins cette dénomination d'animal, méritée à plus d'un titre.

La conservation de l'individu et la propagation de l'espèce, voilà les deux mobiles instinctifs des animaux.

Remontons jusqu'à l'homme et nous n'aurons pas de peine à dégager, des actes complexes auxquels il se livre, la poursuite de ce double but pour lequel toutes les ressources de son intelligence sont, sans cesse, mises en eu.

La manière de vivre de l'homme demande au cerveau un travail continuel.

Si ce n'est point un travail de conception, c'est un travail de désir, de haine, d'amour; en un mot, c'est une excitation continuelle de cet organe à laquelle le condamne la lutte de la vie contre les passions qui l'assaillent, et dont nous venons il y a quelques instants de préciser le but.

Le système nerveux, dont le cerveau est la partie essentielle, est le grand régulateur de la machine animale; c'est aussi le moteur, le producteur des forces, c'est lui qui envoie à chaque organe les excitations nécessaires à l'accomplissement des fonctions dont il est chargé. Si le système nerveux s'épuise, il ne peut envoyer aux organes la stimulation que réclame leur exercice régulier; d'une autre part, si l'organe est altéré ou détruit en partie, il ne peut utiliser qu'incomplétement l'excitation venue des centres nerveux.

On comprend d'après cela que l'exercice normal des fonctions animales réclame : 1° l'intégrité du système nerveux ; 2° l'intégrité de l'organe mis en jeu.

Mais, le système nerveux ne fonctionne qu'à la condition de recevoir du sang régénéré par la respiration, qu'aucun principe maladif n'ait atteint de façon à altérer ses propriétés ; voilà donc une troisième condition nécessaire à l'accomplissement régulier d'une fonction dont l'étude nous permettra de reconnaître les causes principales de l'affaiblissement fonctionnel, et par cela même la cause étant connue, d'arriver à la guérison en la faisant disparaître.

Quelles sont les causes auxquelles on peut attribuer l'affaiblissement ?

Avant de répondre à cette question, il est de

la plus haute importance de préciser ce que l'on doit entendre par affaiblissement, et à quel âge il peut et doit se produire normalement.

Chez l'homme vigoureux et sain dont la la santé a victorieusement triomphé des séductions de la vie, la faculté génésique peut s'exercer jusqu'à un âge avancé ; c'est ainsi que nous avons vu souvent des hommes de soixante et quelques années posséder encore cette faculté avec les prérogatives de la jeunesse.

La physiologie, cette science qui s'occupe de l'étude des fonctions, n'assigne pas de limite d'âge à l'exercice du sens génésique.

Dans l'ordre établi par la nature, tous les organes de l'homme, toutes les fonctions doivent persister jusqu'à la fin, en subissant graduellement la décrépitude qui conduit, par la vieillesse, au terme de la vie.

L'affaiblissement ne doit apparaître chez l'homme que lorsque la perte générale des forces se fait sentir déjà depuis longtemps ;

s'il en est atteint plus tôt, c'est un affaiblissement de nature maladive, il faut s'empresser d'en rechercher la cause, il faut s'empresser d'y porter remède, car une maladie est d'autant plus facile à guérir qu'elle existe depuis un temps moins long.

EXPOSITION DES DIFFÉRENTS DEGRÉS DE L'AFFAIBLISSEMENT

Il en est de l'affaiblissement génésique comme de toutes les affections qui atteignent l'espèce humaine; lorsque la maladie est confirmée, bien établie, qu'elle saute aux yeux, en un mot, le malade, certain de la maladie qu'il a le malheur de posséder, a recours à la science médicale, qui est chargée de lui rendre la santé.

Eh bien! si, quatre-vingt-dix-neuf fois sur cent, le malade atteint d'une affection chronique a la plus grande peine à s'en débarrasser, c'est que ignorant du degré de sa maladie et négligeant des symptômes qu'avec légèreté il jugeait sans importance, il est venu beaucoup trop tard demander au médecin le service qu'il doit en attendre.

Dans le but d'éviter aux personnes qui nous liront et qui puiseront dans ce travail quelques enseignements, nous traçons ici un véritable tableau de l'affaiblissement à ses différents degrés.

A — Dans le premier degré de l'affaiblissement, l'homme hésite, ses désirs ardents et fréquents encore ne le trouvent plus aussi docile à ses appétits sexuels, il se défie de lui-même, il doute, et ce sentiment tend à annihiler sa puissance ; voilà le premier échelon qui doit le conduire à l'abîme, s'il ne demande bien vite aide et protection à qui de droit.

B — Dans une deuxième période, il gémit sur son manque de vigueur, il ne retrouve plus cette résistance et cette tension de l'organe qu'il possédait autrefois; la nuit, des pertes séminales viennent troubler son sommeil; les désirs sont sans influence sur les sens génésiques, la tête n'entraîne plus l'élan des passions qui fait l'apanage de la vigueur et de la jeunesse.

C. — Voici venir, à la troisième période, la tristesse et le découragement ; tout rapport devient un travail pénible dont le résultat lui échappe.

Il semble que les organes s'amoindrissent ; et si, par hasard, l'inquiétude n'est pas survenue, l'embonpoint commence à apparaître, rappelant au malheureux malade l'eunuque, devenu gros et gras, insensible à la grâce et à la beauté.

D. — Encore un fugitif éclair, à ce quatrième degré de l'affaiblissement, tous les raffinements de la volupté laissent l'homme inerte et froid ; ce marbre ne s'anime que par moments, et encore cela ne sert-il qu'à lui faire regretter davantage ses jours de triomphe et de puissance. Toutes les fonctions se troublent, l'appétit est incertain, le sommeil est agité, le caractère s'aigrit, la tristesse fait place à la gaieté. C'est l'agonie de la puissance génésique qui commence.

E. — Voici la dernière étape ! Cinquième et dernière période où tout se perd ! Il n'y a plus aucun indice de vigueur ; à quel sexe appartient-il ? Il l'ignore. Plus de sensations délirantes; plus de nuits d'ivresse ; tout est endormi d'un sommeil profond ! L'homme atteint de la sorte peut avoir pris deux voies. La première, tracée au 4ᵉ degré, l'a conduit à la tristesse, à l'inquiétude, à l'amaigrissement, au trouble de toutes les fonctions.

La seconde l'a laissé calme et bien portant son embonpoint a gagné, son appétit est excellent, son sommeil est réparateur.

C'est un sultan qui jetterait en vain le mouchoir !

QUELLES SONT LES CAUSES DE L'AFFAIBLISSEMENT PRÉMATURÉ ?

Nous allons les exposer en une sorte de tableau, en les rangeant par ordre d'importance à leur accorder dans l'affection qui fait le sujet de notre étude :

1° L'onanisme ;

2° L'abus des plaisirs, l'épuisement nerveux ;

3° Les pertes séminales (spermatorrhée) ;

4° Les maladies vénériennes ;

5° L'herpétisme ou les affections dartreuses ;

6° Les maladies chroniques d'un organe éloigné : asthme, maladies du foie, du cerveau, de la moëlle épinière, de la prostate, etc. ;

7° La dépression morale qui résulte des excès de travail de cabinet, des inquiétudes, des chagrins, des préoccupations ;

8° L'abus de certaines substances, mercure, camphre, iodure de potassium, tabac, bromure de potassium ;

9° Les mauvaises conditions hygiéniques telles que celles qui résultent de la mauvaise nourriture, d'une habitation malsaine, etc.

I. — *Onanisme.*

L'homme, maître de la virilité, dont les nerfs ne sont pas impressionnables comme ceux d'une petite maîtresse, celui dont l'âme est bien trempée, dont la main ne tremble pas, qui entre dans la vie militante avec la vigueur intellectuelle résultant d'un travail sérieux, cet homme-là, soyez-en sûr, s'est éloigné pendant son enfance de ses trop précoces camarades qui se transforment en jeunes vieillards par cette odieuse habitude de la masturbation, ce hideux plaisir solitaire qui leur enlèvera leurs prérogatives d'homme, affaiblira leur système nerveux, et les laissera, souffreteux et maladifs, traîner une vie misérable.

Les névralgies vagues, les essoufflements, les douleurs subites, les crampes d'estomac, les vertiges et les maux de tête, les pertes séminales, les désirs désordonnés sont autant de souffrances qu'engendre l'onanisme, plus souvent même que l'abus des plaisirs.

Si cette habitude funeste est poussée à l'excès, les symptômes les plus alarmants viennent compliquer cet état de souffrance.

« Après de longues pollutions, dit le célèbre Hoffmann, non-seulement les forces se perdent, le corps maigrit, le visage pâlit; mais de plus la mémoire s'affaiblit, une sensation continuelle de froid saisit tous les membres, la vue s'obscurcit, la voix devient rauque; tout le corps se détruit peu à peu; le sommeil, troublé par des rêves inquiétants, ne repose point, et l'on éprouve des douleurs semblables à celles qu'on ressent après qu'on a été meurtri par des coups. »

Au nombre des conséquences épouvantables que peuvent produire les pollutions occasionnées par l'onanisme ou masturbation, nous devons citer cette maladie redoutable que l'on nomme épilepsie, maladie mentionnée depuis plusieurs siècles par les médecins de tous les pays comme engendrée par l'habitude funeste de la masturbation.

Mais ce qui doit attirer surtout notre attention, c'est l'influence désastreuse qu'une semblable habitude peut exercer sur la fonction virile qui se trouve diminuée et même abolie par ce fait, ce qui nécessite un traitement des plus sérieux pour reconquérir tout ou partie de ce qu'on a perdu.

II. — *Abus des plaisirs avec les femmes, épuisement nerveux.*

La continence prédispose l'homme à l'obésité. Si son esprit est calme, s'il éloigne les désirs, il prend alors une revanche en s'adonnant aux plaisirs de la table.

Loin des jeux de l'amour, le cerveau restant

chaste, toutes les fonctions s'exécutent vigoureusement; l'estomac digère tous les mets, l'intelligence est ferme et solide, l'esprit est dispos, le sommeil est réparateur et la physionomie reflète ce bel état du corps et de l'âme, par la fraîcheur et l'épanouissement de la santé.

Il en est tout autrement lorsque le mobile de la vie semble résider dans l'accomplissement continuel de l'acte générateur.

Dans l'obsession du désir, dans la poursuite de la femme, l'esprit s'affaiblit, la mémoire fonctionne à peine, aucun travail intellectuel n'est possible ; il semble que du jour où, laissant guider son âme par la bête, l'homme s'est engagé dans cette voie de surexcitation et de débauche, un mauvais génie l'ait frappé d'un sort, lui disant : la route est ouverte, elle se termine par l'abîme; marche sans te retourner, sans arrêter un seul instant ton regard aux côtés du chemin; victime de ta dépravаtion, tu n'ouvriras les yeux qu'après avoir perdu la puissance qui te faisait marcher la tête haute, sûr de ta conquête.

A l'abus de ce plaisir, l'homme se dispose souvent par la stimulation des désirs, par les tableaux que lui présente son esprit des beautés qu'il convoite, par l'excitation physique que donne le vin et la table ; cet abus des plaisirs souvent répétés, est une des causes principales de l'*impuissance prématurée.*

En effet, n'est-il pas rationnel que tout organe auquel on ne laisse pas un temps de repos suffisant pour se réparer, s'altère promptement.

Pendant le sommeil, la nature prévoyante repose les muscles fatigués par la marche et le cerveau épuisé par la pensée.

Il en est de l'homme comme de la machine à vapeur ou à eau; de temps en temps on l'arrête pour réparer ses organes avariés par le travail, car, faute de prendre cette mesure, elle serait bientôt réduite à l'impuissance.

L'abus des plaisirs désordonnés est donc une cause fréquente de l'impuissance prématurée, cause d'autant plus fréquente que l'homme vigoureux et fort, à l'exemple du chêne superbe, ose croire que jamais la foudre ne saurait l'atteindre.

III. — *Pertes séminales ou spermatorrhée.*

Dans la force de la jeunesse, l'homme dont la continence absolue ou relative est la règle habituelle, et dont la vie régulière et calme se trouve subitement troublée par un excès de table, voit survenir pendant la nuit des rêves lascifs qui amènent une émission de liqueur spermatique lui rappelant les sensations voluptueuses éprouvées pendant les rapports sexuels : si ces pollutions nocturnes n'ont lieu que de temps en temps sous l'influence d'une excitation physique ou morale éprouvée la veille, dans la force de l'âge et de la santé, il faut se garder de voir là un phénomène maladif. Car, disons-le tout d'abord, ce sont les pertes séminales atoniques, celles qui surviennent avec des érections incomplètes ou sans érection, celles que le malade ne peut saisir et que le plus ordinairement il ne soupçonne pas, qui sont le véritable danger, qui doit le conduire promptement à l'impuissance.

Combien grand est le nombre de ces malades qui nous ont consultés, au moment où l'aiguillon de l'amour cessant de porter ses fruits, ils se voyaient avec douleur frappés de l'impuissance la plus triste, ne soupçonnant pas que des pertes séminales cachées, se produisant pendant le jour au moment de l'émission de l'urine et pendant la défécation, étaient la cause de ce malheur inattendu!

Parmi les causes qui favorisent les pertes séminales, la prédisposition étant admise, il faut citer les hémorrhoïdes dont le développement est considérable : elles agissent en déterminant une congestion dans les organes du petit bassin et en transmettant aux glandes séminales, par sympathie et voisinage, l'excitation dont elles sont le siége.

Les fissures à l'anus agissent dans le même sens, par un mécanisme identique.

Toutes les irritations du gros intestin et de l'anus, celles qui résultent de l'abus des purgatifs trop énergiques (aloès surtout), la présence de petits vers auxquels on donne le nom d'oxyures vermiculaires, qui siégent, en général au fondement, en déterminant des démangeaisons insupportables, sont encore une cause de pertes séminales.

Les boissons diurétiques dont on fait souvent un abus, c'est-à-dire celles qui favorisent l'émission abondante de l'urine, telles que la tisane de queues de cerise, de racine de fraisiers, de graine de lin, etc., etc., exercent aussi une fâcheuse influence par l'excitation qu'elles entretiennent dans les organes génitaux.

Lorsque le prépuce recouvre le gland d'une façon permanente, si l'on ne prend pas soin de nettoyer tous les jours, le soir surtout, une matière blanchâtre s'amasse à la surface du gland ; cette matière devient une cause d'irritation des organes profonds, dont le résultat final peut être encore l'apparition de pertes séminales atoniques, si redoutables au point de vue de la perte des fonctions de la virilité.

L'homme, dont l'irritabilité tend à s'accroître, qui se fait un fantôme des moindres choses, dont le sommeil est agité, dont les sens sont devenus progressivement plus sensibles et plus impressionnables, que le bruit fatigue, qu'une lumière vive impressionne, qu'une odeur pénétrante trouble ; celui dont l'estomac perd la vigueur et la facilité de digérer, préférant les mets stimulants à ceux dont l'action est saine et réparatrice ; celui qui s'essouffle et manque de force après une course d'une longueur raisonnable ; celui dont l'inquiétude renaît sans cesse, sans causes sérieuses, celui qui, toujours atteint de malaises variés, et disposé, par ce fait, à rapporter sa maladie, un jour à la poitrine, le lendemain à la tête, une autre fois à l'abdomen, au cerveau, à la moëlle épinière; celui dont le teint s'altère, dont la mémoire chancelle, chez lequel la timidité tend à s'éveiller, et dont l'activité physique aussi bien que l'activité morale diminuent progressivement; — eh bien! l'homme, atteint par la plupart de ces symptômes, ne doit pas chercher à se trouver porteur d'une maladie étrange que la science ne peut découvrir; qu'il n'hésite pas à se l'avouer, il est atteint de pertes séminales cachées qui se mêlent à l'urine ou qui s'échappent au moment de la défécation; toutes ses fonctions, tous ses organes tendent à se troubler sous cette influence désastreuse; il marche vers l'impuissance. S'il n'est déjà frappé, qu'il se hâte, car la maladie résistera d'autant plus au traitement qu'elle existera depuis un plus grand nombre de semaines, depuis un plus grand nombre de mois, depuis un plus grand nombre d'années.

IV. — *Maladies vénériennes*

Nous arrivons à une cause dont l'importance est tellement capitale dans la production de l'impuissance, qu'il ne nous est pas possible de l'aborder sans l'analyser avec soin.

En effet, les maladies vénériennes qui préoccupent à juste titre les hommes les plus éclairés des différentes classes de la société, sont jugées par le public d'une façon par trop fantaisiste; aussi croyons-nous non-seulement utile, mais nécessaire, d'exposer les connaissances les plus importantes à posséder sur un semblable sujet.

On donne le nom de maladies vénériennes aux affections qui se produisent le plus souvent après les rapports sexuels, l'homme et la femme étant susceptibles de transmettre au contact la maladie dont l'un ou l'autre est atteint.

Une maladie vénérienne n'est pas nécessairement une maladie syphilitique; c'est ainsi que la blennorrhagie ou écoulement, l'orchite ou écoulement tombé dans les bourses, le phimosis, le paraphimosis, l'inflammation de la prostate, la cystite ou inflammation du col de la vessie, le bubon suppuré, les végétations (poireaux, choux-fleurs), l'ophthalmie blennorrhagique, le chancre volant (chancre mou ou chancroïde), ne sont point des maladies syphilitiques, c'est-à-dire des maladies empoisonnant le sang. Non, mille fois! Et il est de la plus haute importance que chacun en soit prévenu, afin de faire cesser cette abominable erreur qu'un industrialisme blâmable a propagée et dont les conséquences sont de la plus haute gravité.

Il faut que le malade sache que les maladies dont l'énonciation précède, ne constituent aucun danger au point de vue de l'empoisonnement du sang; que dans l'avenir il pourra goûter sans crainte, voire même sans aucune appréhension, les joies de la famille, que ses enfants seront purs de toute souillure syphilitique, que les dépuratifs ne sauraient être que nuisibles lorsqu'il n'y a rien à dépurer, que la syphilis vraie, la vérole, en un mot, est seule susceptible d'empoisonner le sang, et que les maladies vénériennes que nous avons citées n'ont, au point de vue de leur nature et de leurs conséquences, rien de commun avec cette redoutable affection.

Si la blennorrhagie ou écoulement peut entraîner des accidents qui retentissent sur l'avenir, c'est en se propageant à la prostate qu'elle enflamme, au col de la vessie qu'elle irrite, et en déterminant l'inflammation des glandes séminales, ce qui amène plus tard l'affaiblissement des fonctions viriles que l'augmentation de volume de la prostate tend à entretenir.

L'orchite où écoulement, ou chaudepisse tombée dans les bourses, met la glande testiculaire dans l'impossibilité de sécréter les spermatozoïdes dont le rôle fécondant est aujourd'hui mis hors de doute; le testicule reste habituellement dur, ses canaux s'obstruent et l'infécondité absolue frappe celui dont les deux testicules ont subi cette induration résultant du traitement si peu rationnel employé chaque jour dans cette affection.

Cette dureté persistante du testicule après la guérison transmet aux organes génitaux internes une sorte d'irritation permanente, qui met bientôt celui qui en est atteint sur la grande route de l'impuissance ; il faut agir et promptement. Mais, ce n'est pas avec des dépuratifs et des médicaments antisyphilitiques qu'il faut traiter cette maladie ; il n'y a rien à dépurer, et la syphilis est étrangère à la chose.

Voilà ce qu'il faut se garder d'oublier, sous peine de faire un traitement, non-seulement inutile, mais encore nuisible, puisqu'il s'adresserait à un mal qui est autre que celui qu'il faut combattre.

Ce qu'il importe donc de savoir, c'est que la plupart des maladies vénériennes n'empoisonnent pas le sang, que l'inflammation de la prostate et celle du testicule qui résultent de l'écoulement peuvent avoir les conséquences les plus sérieuses au point de vue de l'intégrité de la fonction virile, et que la syphilis ou vérole, dont nous allons esquisser les traits principaux, est la seule maladie vénérienne capable d'empoisonner le sang et de faire dégénérer la race, lorsque le traitement le plus sérieux et le mieux entendu ne s'est pas appliqué à en réduire les manifestations.

La syphilis ou vérole, qui, d'après quelques

historiographes de cette maladie, ne serait connue de l'Europe que depuis la fin du quinzième siècle, époque à laquelle on la vit faire irruption en Italie à la suite des armées du roi de France Charles VIII, aurait été, pour quelques-uns, connue depuis les temps anciens et décrite par Hippocrate lui-même.

Une étude sévère des descriptions des maladies vénériennes, laissée par les différents auteurs, permet d'affirmer aujourd'hui que les maladies des organes génitaux connues des anciens n'étaient autre que le chancre mou (chancroïde ou chancrelle) qui n'a de commun avec la vraie syphilis que le siége et la cause.

Il existe, à proprement parler, deux espèces de véroles; l'une, bien légère, qui n'affecte jamais que les organes de la génération, qui *n'empoisonne jamais* le sang; qui ne produit jamais de taches à la peau, ni d'ulcères dans la gorge.

Elle s'accompagne quelquefois d'un bubon

ou poulain de l'aine qui se termine par un abcès dont les bords peuvent être le siége d'une ulcération de même nature que le chancre mou.

On voit déjà l'importance immense qu'il y a à distinguer, dès le début, ce chancre mou du chancre dur (chancre infectant, chancre de la vraie vérole), dont la *conséquence fatale sera l'empoisonnement du sang;* et l'on voit aussi par là, à quelle forme de vérole répond l'utilité d'un traitement dépuratif antisyphilitique, dont le but sera de poursuivre et de faire disparaître les taches à la peau, les boutons et les pustules, les ulcérations de la gorge, les croûtes de la tête; qui devra arrêter la chute des cheveux, prévenir les douleurs nocturnes dont les os sont le siége, et l'inflammation de l'iris, organe important de l'œil souvent atteint par cette grave maladie.

Oui! il faut que le médecin soit assez habile pour distinguer dans l'immense majorité de cas, les deux véroles, afin de rassurer le malade qui est atteint de chancre mou et de prévenir celui qui est atteint de chancre à forme grave, contre une confiance déplorable qui permettrait à la maladie syphilitique de se développer brusquement.

Il va sans dire que ce n'est point par des caractères aussi tranchés que ceux qui séparent les couleurs, que nous allons distinguer les deux chancres qui représentent chacun un des types de la vérole, mais un ensemble de traits particuliers rapidement esquissés vont nous permettre d'indiquer une différence suffisante à leur distinction.

Le chancroïde (chancre mou ou chancrelle), celui qui caractérise la syphilis bénigne, qui n'empoisonne pas le sang, suit de très-près l'époque des rapports sexuels où on l'a contracté. Il débute par une vésicule et tend à s'ulcérer rapidement, en gagnant en largeur et en profondeur. Il met un temps très-long à guérir (trois à huit semaines), sa base ne s'indure pas ou ne s'indure que légèrement. Il s'inocule souvent aux parties avec lesquelles il est en contact. Il est le plus ordinairement multiple, à ce point qu'il s'en présente de deux à vingt sur les organes génitaux.

Les ganglions des aines, dont l'inflammation constitue le bubon ou poulain, sont quelquefois atteints ; dans ce cas, le bubon arrive à la suppuration, et *ce caractère seul* suffit pour permettre d'affirmer au malade qu'il sera à l'abri de l'empoisonnement du sang, que sa maladie est bien la forme bénigne de la syphilis.

C'est à une connaissance imparfaite de cette forme de maladie vénérienne que l'on doit l'erreur grave qui a fait attribuer à l'innocuité, c'est-à-dire à l'impossibilité d'être atteint par la syphilis, l'absence de taches à la peau, d'ulcérations à la gorge, et cela, chez des individus porteurs de chancres mous et qu'on croyait atteints du chancre dur ou chancre grave, dont nous allons exposer les principaux caractères.

Le chancre dur (chancre infectant, chancre grave), qui caractérise la vraie vérole, la vraie syphilis, *celle qui empoisonne le sang*, apparaît un assez long temps après les rapports sexuels qui l'ont provoqué. Il se présente, tout d'abord, sous la forme d'une petite écorchure. Il n'a pas de tendance à s'ulcérer, et s'il s'ulcère, c'est tardivement, gagnant peu en largeur. Il ne creuse pas et semble toujours beaucoup moins grave que le chancre mou dont la gravité est presque nulle.

Il guérit plus rapidement que le précédent ; sa base est dure et large, et cette induration persiste après sa guérison sans avoir de tendance à s'atténuer.

Il est presque toujours seul ; quelquefois ils sont deux ou trois, mais c'est rare.

Les ganglions des aines sont durs et douloureux, mais ils ne *suppurent jamais*, caractère essentiel qui le distingue du précédent.

Le chancre infectant entraînera après lui tous les accidents de la vraie syphilis constitutionnelle, si, dès le début, un traitement conduit avec l'habileté nécessaire ne vient enrayer, ou tout au moins atténuer les redoutables effets de cette affection.

On voit, d'après ce rapide exposé, le danger imminent que peut faire courir l'erreur de diagnostic qui aura fait prendre une affection vénérienne pour une autre ; erreur qui fera sottement gorger le malade de mercure et d'iodure de potassium, alors qu'il aurait guéri sans le secours de ces deux héroïques médicaments, dont l'action est excellente lorsqu'il y a une syphilis réelle à combattre, mais dont l'action est désastreuse lorsqu'ils ont été conseillés sans besoin.

Nous allons, à ce sujet, passer en revue quelques substances, telles que le tabac, le camphre, l'iodure de potassium et le mercure, dont l'abus ou l'emploi intempestif enlève tous les jours à l'homme, plein de force et de vigueur, les prérogatives de puissance génésique qui faisaient son orgueil !

V. — *Abus du tabac et du camphre.*

Tout le monde fume ! Tout le monde subit la puante odeur de cette plante narcotique et âcre, que nous a transmise l'Amérique. Triste cadeau, dont les conséquences déplorables commencent à se faire sentir, et qu'on semble enfin apprécier depuis que les médecins ont étudié avec soin les désastres physiques et moraux qu'elle cause chaque jour.

Le tabac est un ennemi de notre santé d'autant plus dangereux que nous le trouvons partout et chez tous.

Notre meilleur ami nous offre, sous forme de politesse, ce petit engin noirâtre qu'on nomme cigare, engin de distillation diabolique au moyen duquel la *nicotine*, ce poison du poison lui-même, pénètre dans nos poumons, dans nos veines, promène partout les ravages de l'empoisonnement jusqu'au plus profond de nos organes.

Le tabac contient de la nicotine en proportions très-variables : le tabac français, dit *caporal*, est avec le tabac de Virginie, celui qui en contient le plus, 7 p. 100 ; le tabac d'Allemagne en contient de 3 à 5 p. 100, et le Maryland et le tabac de la Havane n'en contiennent que 2 p. 100.

C'est en France surtout où l'abus d'un tabac riche en nicotine a pris de grandes proportions, qu'on a pu constater les nombreux troubles maladifs auxquels l'usage de cette plante donne naissance.

Parmi les plus bénins, nous citerons les palpitations, les mauvaises digestions, les crampes d'estomac, les secousses dans les jambes pendant la nuit, les douleurs de reins, l'insomnie, etc.

Les oculistes ont signalé la production de l'amaurose comme résultant de l'usage du tabac, et cela rentre directement dans l'ordre de la lésion principale du système nerveux produite par l'influence du tabac sur l'homme.

C'est en épuisant l'action de la moëlle épinière et celle du cerveau, que le tabac arrive à produire cet ensemble de troubles que nous venons de signaler; c'est en épuisant l'action de la moëlle épinière que la faculté génésique se trouve un jour éteinte, sans que l'homme auquel un pareil malheur arrive, puisse s'expliquer à quelle maladie, à quel genre d'excès, à quelle maligne influence il doit rapporter une semblable catastrophe.

Et n'allez pas croire qu'il soit nécessaire de faire un abus excessif du tabac, de fumer cinq, dix cigares pour arriver à un aussi triste résultat, non; nous avons vu des hommes qui fumaient, en moyenne, vingt grammes de tabac par jour, et qui sont tombés victimes de ce poison, sans qu'aucun trouble ait pu les mettre en garde.

Plus on fume, plus on veut fumer; plus on fume, plus on boit; plus on boit, plus on veut boire; c'est la loi des excitants, on y échappe bien rarement, et c'est une triste consolation de dire : Je connais bon nombre de gens qui fument beaucoup et qui se portent bien; car on peut supporter l'action du tabac pendant quelques années, sans inconvénient, mais un jour vient où la constitution a changé, où le système nerveux s'est affaibli, et dans un laps de temps très-court on devient, comme homme, une véritable valeur négative.

Le camphre est une substance d'un autre genre, qui agit d'une façon différente, et dont la vogue est due, comme chacun le sait, à l'engouement populaire en faveur d'un homme qui sut acquérir une immense réputation en répandant des principes médicaux étrangers, basés sur l'application de cette unique drogue, ou à peu près.

Le camphre est un poison du système nerveux ; dans la saine médecine, il est employé à petites doses pour calmer les spasmes du col de la vessie et les irritations des nerfs ; on comprend donc qu'employé à doses immodérées, il porte atteinte à la vigueur du système nerveux et parvienne à atteindre la faculté génésique dans un laps de temps souvent très-court.

La cigarette de camphre, que chacun portait à la bouche, il y a quelques années, et dont on abuse encore, l'usage permanent de l'eau sédative, de l'alcool camphré, de la pommade camphrée, du sirop camphré, sont autant de remèdes dangereux pour la puissance de l'homme qui, croyant faire usage d'un stimulent énergique, met au contraire à sa vigueur la sourdine la plus dangereuse.

Un seul exemple entre mille : en 1867, je donnais des soins à un malade, âgé de trente-cinq ans, grand et fort, atteint de douleurs rhumatismales revenant aux changements de saison.

Il me raconta qu'il était d'autant plus inquiet sur son état, que depuis une année il voyait ses facultés génésiques baisser progressivement.

Aucune cause ne pouvant donner l'explication d'un semblable désastre, je m'enquis de la nature des drogues qu'il avait employées ; pendant plus de quinze mois il s'était fait pratiquer des frictions sur les reins, avec la pommade camphrée et il s'était mis à l'usage quotidien du sirop camphré.

Mon traitement spécial, la cessation de l'emploi du camphre et des précautions hygiéniques rendirent en un temps très-court, à mon malade, la qualité d'homme qu'il s'en allait perdant de plus en plus, et peut-être à jamais s'il eût continué plus longtemps.

VI. — *Herpétisme ou affections dartreuses.*

Il est une affection générale, souvent héréditaire, aux manfestations les plus variées, qui complique les maladies les plus diverses et fait le désespoir des malades et des médecins.

Cette maladie à laquelle la science a donné le nom d'herpétisme et qu'on pourrait aussi bien dénommer maladie dartreuse, est sujette aux répercussions les plus bizarres.

Comme la goutte, elle se porte d'un organe à l'autre.

Elle finit toujours par réapparaître à la peau. Celui-ci a vu disparaître sa dartre ou son éruption, et un mal aux yeux, un mal de gorge ou des migraines sont survenues.

Chez un autre, l'estomac digère mal chaque fois que l'éruption disparaît; chez un autre, encore, il survient des vertiges, des tristesses, un véritable dégoût de la vie.

Chez quelques-uns, enfin, la puissance génératrice s'est affaiblie depuis quelque temps, et cet affaiblissement a coïncidé avec la disparition d'une éruption dartreuse légère à laquelle on n'attachait aucune importance.

La maladie dartreuse joue un rôle immense dans la question qui nous occupe, et ce fut un malheur pour l'humanité de méconnaître pendant si longtemps, la cause d'un si grand nombre d'affections, au nombre desquelles figure trop souvent, hélas ! la perte ou la diminution de puissance de cette fonction si estimée de l'homme, de cette fonction qui le rattache si puissamment à la vie et lui fait appeler la mort lorsqu'il l'a perdue prématurément.

L'herpétisme ! Voilà le secret de bien des maux inexpliqués.

Voilà le secret de bien des défaillances de 'amour, de bien des angoisses, le secret de bien des affronts du tête-à-tête qui vous mordent au cœur et vous font aborder le doute à l'endroit de votre ancienne valeur.

Cette affection étant dévoilée, la conduite à tenir dans le traitement devient des plus simples : favoriser la disparition du mal en le neutralisant pour empêcher qu'il ne se fixe sur la moëlle épinière ou sur tout autre organe ; tel est le grand principe qui nous dirige et nous a permis maintes fois de ramener la puissance et la vigueur, en traitant, avec succès d'abord, la maladie dartreuse, auteur de tout le mal.

Souvent il arrive qu'une maladie en produise une autre, comme nous venons d'en citer un exemple ; est-ce à dire pour cela que, la première étant guérie, la seconde disparaîtra aussitôt ? Hélas ! il n'en est point ainsi, et dans le cas de l'impuissance, survenue sous l'influence de l'herpétisme, nous avons un double but à atteindre : guérir d'abord l'affection dartreuse et traiter ensuite l'affaiblissement qui en résultait.

C'est par une voie semblable que des cas réputés incurables ont cédé à notre mode de traitement, éclairé par une longue habitude et aidé par des médicaments spéciaux jusqu'à ce jour inconnus.

VII. — *Iodure de potassium, préparations de mercure, bromure de potassium.*

Le mercure, l'iodure de potassium! voilà les substances les plus redoutées, les plus redoutables aussi, il faut bien l'avouer, si l'on a le malheur d'en faire un usage intempestif, mais ce sont encore d'héroïques médicaments lorsqu'ils sont maniés à propos et dans de justes proportions, par des mains habiles.

Personne n'ignore que ces deux médicaments auxquels on a attribué des vertus absolument spéciales en même temps que merveilleuses, peuvent être désignés sur la dénomination très-juste de médicaments altérants.

Ils agissent l'un et l'autre, en s'opposant à

l'excès de vitalité que prennent certains tissus sous l'influence de la syphilis, par exemple, et sont indiqués l'un (le mercure) dans la première et dans la seconde période de la vérole, l'autre (l'iodure de potassium) dans la troisième période.

Si l'usage de l'un ou de l'autre est prolongé en dehors des limites nécessaires à la guérison des accidents, il survient une perte générale des forces, un amaigrissement rapide, et une sorte d'atteinte est portée à l'exercice des fonctions du système nerveux, qui tient sous sa dépendance directe par les fonctions génésiques, la puissance virile, à l'étude de laquelle est consacré cet ouvrage.

Tous les jours nous sommes appelé à voir des malades qui ont continué à prendre de l'iodure de potassium ou du mercure, quelquefois l'un et l'autre, pendant des mois, alors qu'il eût été urgent d'en cesser l'emploi depuis un très-long temps.

C'était en 1869, un beau, un magnifique garçon de vingt-huit ans, vint nous demander des soins, il se sentait faiblir :

Plus d'amour, partant plus de joie

Doué d'une force musculaire très-grande, d'un estomac à toute épreuve, sans souffrances, il voyait s'atténuer chaque jour la puissance de ce sens dont la perte nous rend insensible à tout et peut, en un temps quelquefois très court, altérer les facultés intellectuelles les plus belles, par l'obsession d'une idée pénible et douloureuse.

Un examen approfondi de l'état de notre malade nous permit d'enregistrer un abus considérable de l'iodure de potassium pour combattre les *suites imaginaires* d'un chancroïde contracté deux ans plus tôt, n'ayant donné suite à aucun accident, et, par ce fait, et d'après la description qui nous en fut faite, sans liaison aucune avec la vraie syphilis, qui nécessite l'emploi du mercure et de l'iodure de potassium.

Les médicaments représentés par les substances les plus dangereuses sont utiles quand leur indication est formellement reconnue par un médecin spécial; ils constituent un danger immense pour la santé quand ils sont employés d'une façon banale, sans indication précise, sans talent et sans but. Tel est le précepte que je voudrais voir écrit en lettres de feu devant les yeux des gens qui souffrent et qui ont sérieusement besoin de conseils médicaux éclairés.

Depuis quelque temps, l'épilepsie et ses différentes formes, cette maladie affreuse qui sépare un malheureux de la société en en faisant un objet de répulsion pour tous, cette affreuse maladie, dis-je, a trouvé dans le *bromure de potassium* un moyen sérieux, un médicament fidèle, qui souvent permet de faire des cures inespérées jusque-là.

Eh bien ! ce moyen précieux dont l'usage s'est étendu avec succès à une foule de troubles nerveux, entraîne *presque toujours*, lorsqu'on l'emploie pendant longtemps, la perte de la fonction virile, perte que la pédante médecine se plaît à désigner sous le nom de frigidité.

Un traitement bien conduit en triomphe en peu de temps, pourvu cependant qu'on n'ait pas laissé passer des années sur un semblable état.

De même qu'il éteint les appétits galliques, le bromure de potassium peut, en certains cas d'excitation trop grande, calmer la fureur génésique qui devient parfois un véritable état maladif.

Abordons maintenant les causes auxquelles on peut rattacher avec certitude, certains cas d'impuissance, avant d'exposer la méthode de traitement à laquelle nous avons dû les nombreux succès qui ont établi notre réputation.

VIII. — *Autres maladies susceptibles de produire l'affaiblissement.*

Il ne faut pas croire que l'impuissance résulte seulement des causes que nous venons d'énumérer, il en existe malheureusement un grand nombre d'autres que nous allons passer en revue, afin d'attirer l'attention sur un état qui, dans bien des cas, sera pour le malade une véritable révélation.

Les maladies chroniques de la poitrine, telles que l'asthme, le catarrhe, produisent souvent par leur persistance un affaiblissement de la fonction virile ; en effet, l'inflammation et la congestion pulmonaires, qui produisent le catarrhe, portent vers le poumon un excès de vitalité détourné au profit de l'excitation générale et surtout de cette fonction qui nous est si chère et qui nécessite, pour s'exercer, une dépense si considérable de force nerveuse.

Il en est de même de l'asthme, qui épuise par les efforts de suffocation qu'il provoque, la puissance nerveuse de celui qui en est atteint, lequel finit, à la longue, par laisser s'endormir cette fonction, faute d'activité suffisante pour l'exercer.

Mentionnons aussi les maladies du foie, qu'on contracte si souvent dans les pays chauds. Ces maladies privent le sang de l'un de ses éléments les plus utiles (les globules), et d'une autre part, elles déversent encore dans celui-ci une quantité considérable de bile qui en altère les propriétés stimulantes.

Le diabete agit dans le même sens : il s'oppose à la rénovation des tissus, il frappe les malades d'un alanguissement général qui retentit bien vite sur l'organe générateur.

La gravelle, cette maladie qui se lie si habituellement à la goutte, agit, d'une part, en diminuant la nutrition et, d'un autre côté, en irritant les voies urinaires (reins, vessie, etc.), ce qui produit l'impuissance par épuisement de la vitalité des organes.

Il en est de même des affections de la prostate, que nous avons mentionnées déjà, aussi bien que de celles du testicule, si fréquentes dans l'âge adulte.

L'action des maladies du cerveau et de la moëlle épinière sur les fonctions génésiques, s'explique de la façon la plus simple : toute maladie de ces organes nerveux épuise leur puissance par l'excitation continuelle qu'elle produit sur a fonction virile qui se trouve directement sous 'influence de la moëlle épinière, et qui après avoir participé à l'évolution du début de la maladie, finit par s'éteindre bientôt si l'on ne s'empresse de traiter le point de départ d'où le mal est venu.

IX. — *Influence des chagrins, de l'hypocondrie, des travaux de cabinet, etc., sur les fonctions viriles.*

Sine Cerere et Baccho friget Venus, a dit le poëte ; ce que nous traduirons, pour ceux qui ont eu l'heureuse chance de ne pas s'asseoir pendant dix ans sur les bancs du collége : *Sans le vin et les mets, l'amour reste froid*. Eh bien ! nous pourrions dire avec tout autant de raison : L'amour reste froid, si le cerveau est triste ou absorbé par le travail.

Quel exemple plus frappant que celui de ce savant qu'il fallait griser de temps à autre, afin qu'il se donnât un ou plusieurs héritiers, absorbé qu'il était *sans cesse* par la poursuite de ses travaux intellectuels.

Quant aux chagrins qui résultent des malheurs qui nous frappent dans nos affections, dans notre honneur, dans notre fortune, dans nos projets d'avenir, chacun sait quelle action déprimante ils exercent sur nos organes en général; l'estomac ne digère plus, la tête est douloureuse, les jambes font mal leur service, tout s'alanguit, et l'organe générateur, dont la sensibilité est si exquise à l'état de santé, participe tellement à cette dépression générale, qu'il faut souvent un traitement long et spécial pour le ramener à son état normal, à son ancienne splendeur.

Plus à craindre est encore l'action de cette inquiétude continuelle qui a pour sujet l'état de santé.

Cette inquiétude maladive, qu'on appelle hypocondrie, absorbe toutes les facultés, éteint tous les désirs, et le jour où l'hypocondriaque veut se rappeler qu'il est homme, il est tout étonné de se voir obligé d'emprunter les secours de la médecine spéciale pour regagner son ardeur.

Enfin nous avons vu quelques cas d'impuissance causés par les mauvaises conditions hygiéniques que crée l'habitation insalubre.

En 1867, nous fûmes appelé à voir un fils de famille qui, obéissant à un coup de tête, s'était embarqué comme pilotin à bord d'un navire marchand faisant voile pour l'Inde.

La traversée avait été longue et pénible; plus de vivres frais; du biscuit et des viandes salées représentaient toute la nourriture.

Le temps était affreux; le service exigeait qu'on restât longtemps sur le pont, les vêtements trempés d'eau.

Arrivé au terme du voyage, notre héros dont la santé était restée excellente, s'aperçut avec douleur qu'il était absolument impuissant.

Il ne fallut pas moins de cinq mois d'un traitement sérieux pour lui rendre la fonction virile qu'il croyait avoir perdue sans retour.

Notre tâche touche à sa fin; nous avons exposé les causes du danger, il nous reste encore à indiquer les moyens de le conjurer lorsqu'il est menaçant, et d'en combattre les effets lorsqu'on n'a pu y échapper.

Dans cet esprit, nous allons exposer notre mode de traitement, en nous attachant à faire ressortir les principes rationnels sur lesquels repose notre méthode spéciale à laquelle nous avons dû de si innombrables succès.

NOTRE MÉTHODE DE TRAITEMENT

Ce n'est pas tout de préciser l'existence des maladies, de déterminer rigoureusement leur siége et de les dénommer pompeusement d'un titre barbare, grec ou latin.

Non! le médecin, jaloux de mériter ce titre et de le porter noblement, ne doit avoir qu'un but, qu'une ambition, *guérir*. Il n'en est plus ainsi depuis que, engagée dans la période de transition où tout doit être réformé par les expériences faites sur les animaux, la médecine s'est éloignée de la méthode d'observation qui avait fait de nos ancêtres de grands maîtres en l'art médical.

Basée sur une pratique déjà longue, basée sur une observation rigoureuse et la déduction logique des faits, notre méthode de traitement s'appuie sur deux principes seulement qui en constituent comme la base inattaquable et justifiée par le succès.

Toute affection locale retentit plus ou moins sur l'organisme, et produit souvent une maladie d'un organe éloigné, qui, non-seulement peut masquer la première, mais encore persister après sa guérison.

Tel est le premier principe qui, assurément, ne sera contesté par aucun homme de l'art.

Quant au second, il est relatif à la lésion de l'organe malade et doit être résumé ainsi : la guérison d'un organe malade nécessite l'emploi de moyens ayant une action spéciale sur sa fonction ; lorsque le trouble dont il est atteint résulte de la souffrance d'un autre organe, c'est à ce dernier qu'il faut s'adresser d'abord, pour obtenir ensuite un bon résultat par le traitement de celui dont la maladie attire notre attention.

On voit, par l'exposé de ces deux principes que notre traitement n'est point une de ces viles panacées qui ont la prétention de tout guérir, à coup sûr et d'emblée, et qui, en somme, ne brillent que par leur impuissance.

Tonifier l'organisme, revivifier les organes, dont la nutrition languit, réparer les injures faites par les fatigues de tout genre, et cela avec les moyens les plus appropriés, les plus simples et les plus usuels, telle est la base de notre traitement.

Mais le résultat poursuivi ne serait point atteint si l'on s'en tenait à ces préceptes; c'est pourquoi l'étude approfondie des substances aphrodisiaques utiles et non dangereuses, faite en compagnie du professeur Williams Carey, nous a permis de créer des *médicaments* réputés *nouveaux* à l'époque déjà éloignée où ils furent pour la première fois mis à la disposition du public.

Une série de substances végétales dont l'action a été dosée et appréciée de la façon la plus rigoureuse, a été utilisée sous forme de *pastilles* et sous forme de *vin* qui portent notre nom.

Grâce à ces deux héroïques médicaments dont l'action sur les organes générateurs est d'une puissance incontestable, chaque jour justifiée par l'expérience, grâce à ces deux médicaments de la composition desquels est exclue toute substance nuisible, nous avons pu établir un traitement spécial de l'impuissance et de l'affaiblissement prématuré, dans les conditions, à la fois les plus rationnelles et les plus efficaces.

L'emploi des moyens réparateurs des organes de la génération, aussi bien que l'emploi des moyens particulièrement stimulants que je viens de mentionner peuvent être faits sans crainte, avec ou sans la direction du médecin spécial.

Il va sans dire que le concours de l'homme de l'art est toujours utile dans un semblable traitement, et que la découverte de la cause est le plus souvent faite par le médecin, qui est d'autant plus sûr d'arriver au but, qu'il a mieux pénétré le point de départ de l'affection qu'il s'efforce de guérir.

TABLE DES MATIERES

1257. — Paris. — Imp. Auguste VALLÉE, 16, rue du Croissant.

www.ingramcontent.com/pod-product-compliance
Ingram Content Group UK Ltd.
Pitfield, Milton Keynes, MK11 3LW, UK
UKHW021013200726
13857UKWH00004B/1418